AF300208

CONSIDÉRATIONS SUR QUELQUES OBSERVATIONS

D'ACCIDENTS PERNICIEUX

D'ORIGINE PALUSTRE

PAR

Le Dr Maurice ANTONI

Ex-interne lauréat des Hôpitaux d'Alger
(Prix Poisson, concours 1901)
Ex-préparateur d'Hygiène et de Médecine légale
à l'École de Médecine d'Alger

———◆———

LYON

A. REY & Cie, IMPRIMEURS-ÉDITEURS DE L'UNIVERSITÉ
4, RUE GENTIL, 4

—

1902

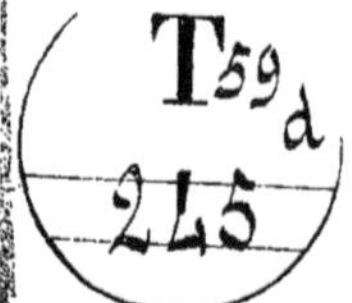

CONSIDÉRATIONS SUR QUELQUES OBSERVATIONS

D'ACCIDENTS PERNICIEUX

D'ORIGINE PALUSTRE

CONSIDÉRATIONS SUR QUELQUES OBSERVATIONS

D'ACCIDENTS PERNICIEUX.

D'ORIGINE PALUSTRE

PAR

Le Dr Maurice ANTONI

Ex-interne lauréat des Hôpitaux d'Alger
(Prix Poisson, concours 1901)
Ex-préparateur d'Hygiène et de Médecine légale
à l'École de Médecine d'Alger

LYON

A. REY & Cie, IMPRIMEURS-ÉDITEURS DE L'UNIVERSITÉ
4, RUE GENTIL, 4

1902

A LA MÉMOIRE DE MON PÈRE

A MA MÈRE

Modeste témoignage de ma reconnaissance.

Maurice ANTONI.

Lyon, le 23 décembre 1902.

Avant d'aborder notre sujet, nous devons adresser ici tous nos remerciements à M. le professeur Trabut. Grâce à ses conseils, nous avons réuni, auprès de lui, les matériaux de cette thèse.

Durant le cours de nos études, nous avons eu l'honneur d'être pendant deux ans le préparateur de M. le professeur Moreau. Nous n'oublierons pas la bienveillante sympathie dont ce maître fit preuve pour nous en maintes circonstances. Ses causeries instructives autant qu'agréables resteront en notre souvenir.

Nos quatre années d'internat à l'hôpital civil de Mustapha nous ont permis de fréquenter la plupart des services: que les Médecins et les Chirurgiens que nous avons eu l'honneur d'assister reçoivent l'expression de notre gratitude.

Que MM. les professeurs Bruch et Vincent soient assurés de notre entier dévouement, pour les nombreuses marques de bienveillance que nous avons reçues d'eux. Dans leurs services, s'est écoulé le meilleur temps de notre internat.

M. le professeur Soulier nous a fait l'honneur d'accepter la présidence de cette thèse; nous lui adressons l'expression de notre respectueuse gratitude.

Enfin, pendant nos années d'études médicales, nous avons pu resserrer des liens d'amitié, contracter de nouvelles et solides sympathies; à nos amis les Drs Lannaux, Lussac, Isnard, Guelpa, un cordial salut.

INTRODUCTION

Il serait difficile d'ajouter à l'étude des accidents pernicieux paludéens, si complètement faite, et l'on ne man-
quera pas de se demander en quoi nous prétendons con-
tribuer à une œuvre parachevée. Néanmoins, les
Drs Treille et Legrain (de Bougie), entreprenant en
Algérie, le pays d'études de Maillot et de Laveran, une
révolution complète dans le paludisme, il peut être utile
d'apporter ici un faible écho de ces innovations.

Bouleversant les idées universellement admises, les
Drs Treille et Legrain déclarent que « *la fièvre intermittente est une maladie bénigne, se jugulant seule, sans
jamais déterminer d'hépatosplénomégalie, sans jamais
aboutir à un accès mortel:* on en est maître au jour que
l'on veut, pour un *laps de temps déterminé, avec une
seule dose appropriée de quinine convenablement administrée* ».

Niant l'hématozoaire de Laveran, le Dr Legrain, s'il
avait un conseil à donner à un malade atteint de fièvre
intermittente, lui dirait (1): « La maladie dont vous êtes
atteint est bénigne et se jugule seule après très peu de

---

[1] Introduction à l'étude des fièvres des pays chauds, 1899 (page 322)

temps (sauf si le type est quarte). La quinine a sur cette fièvre une action spécifique, mais n'empêche pas les rechutes. Vous avez beaucoup de chances de voir l'affection rechuter si vous la traitez, surtout la fièvre intermittente d'automne. Laissez-la donc s'éteindre d'elle-même. »

Mettant en pratique leurs théories, à l'hôpital de Bougie, pendant l'été 1902, Treille et Legrain sont enchantés des résultats obtenus par l'application de leur traitement.

« Sur cinq cents cas de fièvre paludéenne observés, disent-ils, il a été prouvé que cette affection n'a jamais déterminé la mort *par accès dit pernicieux*. Il est établi que les fièvres rémittentes, les fièvres bilieuses, les *fièvres dites pernicieuses* ne sont pas des fièvres *à quinine*, et que ce médicament, administré dans ces sortes de fièvres, peut *provoquer des accidents, et même entraîner la mort.* »

Les dangers de pareilles doctrines ont été signalés. M. le professeur Trolard, notamment, à la Société de médecine d'Alger, a défendu l'hématozoaire et la quinine.

Ayant observé, dans le service de M. le professeur Trabut, durant notre internat, quelques cas d'accidents pernicieux d'origine palustre, nous les rapportons dans ce travail.

Nous nous sommes attaché, dans nos observations, à rechercher l'état du foie et du rein.

Nous allons, dans un premier chapitre, faire l'historique et la classification des accès pernicieux.

Nous passerons ensuite à la symptomatologie et au

diagnostic différentiel, insistant sur les théories de
l'Ecole de Bougie pour supprimer la perniciosité paludéenne.

Le troisième chapitre comprendra l'exposé des observations, le quatrième la discussion des faits observés,
et le cinquième nos conclusions.

D'ACCIDENTS PERNICIEUX

D'ORIGINE PALUSTRE

CHAPITRE PREMIER

HISTORIQUE ET CLASSIFICATION

Ce n'est guère que dans le Traité de Tosti, en 1709, que l'on trouve une description vraiment clinique des accès pernicieux paludéens.

Pour la plupart des auteurs français et italiens qui suivirent, la perniciosité comprend toutes les formes graves de l'impaludisme aigu. Torti, d'ailleurs, commettait déjà cette confusion. Griesinger, en 1877, décrit dans des chapitres séparés les formes graves et les formes pernicieuses, mais sans exprimer bien clairement cette distinction.

Il faut arriver à la pathologie du professeur Jaccoud pour trouver la séparation nettement précisée.

En 1883, M. le professeur Bard, dans sa thèse d'agrégation sur *les accidents pernicieux d'origine palustre*, établit alors définitivement la distinction qu'il faut faire entre l'impaludisme aigu et l'impaludisme chronique.

« Les accidents pernicieux, dit M. le professeur Bard,

rentrent dans l'intoxication aiguë. Or, il existe deux formes normales d'intoxication aiguë de l'impaludisme: la forme intermittente, dans laquelle les accès typiques sont séparés par des intervalles d'apyrexie, et la forme subcontinue, caractérisée par la disparition de cette apyrexie. De ces deux formes, la première n'entraîne jamais de gravité prochaine, tant qu'elle poursuit sa marche normale; et quelle que soit l'intensité des accès, s'ils conservent leurs caractères typiques, ils n'entraînent jamais la mort. Dans ces cas, la gravité ne se révèle que par la ténacité de l'affection, et surtout par les menaces plus ou moins sérieuses de cachexie.

« Les formes subcontinues sont le fait d'une intoxication plus intense que les précédentes. Elles peuvent devenir graves jusqu'à compromettre la vie, sans passer par la cachexie, mais sans perdre pour cela leurs caractères normaux. En pareil cas, la vie est compromise parce que la maladie est intense: il n'y a pas de symptôme dominant. Les accès ont conservé leurs caractères normaux. Le danger est prévu, en rapport étroit avec la marche ascendante de la maladie et la déchéance progressive de l'organisme. La mort n'arrive qu'au bout de plusieurs jours, et parfois de plusieurs septenaires. On est en présence, non pas d'un symptôme anormal et menaçant, mais d'un syndrome grave par son ensemble même. »

Comme le fait remarquer le professeur Bard, la ressemblance entre ces fièvres continues typhoïdes et la dothiénentérie est poussée si loin que le diagnostic est parfois impossible cliniquement. La bactériologie seule peut trancher la question. De même que la forme intermittente grave, les formes subcontinues n'ont rien à voir avec la perniciosité.

Avec Griesinger et Jaccoud, Bard réserve le nom d'accidents pernicieux aux phénomènes suivants:

« Quelquefois, on voit, dit-il, au milieu des manifestations ordinaires de l'impaludisme aigu (qu'il s'agisse d'accès intermittents ou de fièvre subcontinue), apparaître rapidement ou même éclater tout à coup un phénomène anormal d'une intensité considérable et qui devient vite menaçant par son intensité même. Le malade est surpris pendant les stades d'un accès qui paraissait évoluer normalement. Quelquefois, les phénomènes s'amendent. Tout rentre dans l'ordre et le malade ne présente plus qu'un état de lassitude et de fatigue. Le plus souvent, cependant, le symptôme menaçant s'installe, pour ainsi dire, chez le malade, et la soudaineté qui a signalé son invasion ne préside que trop rarement à sa disparition. Quand l'orage passe, le malade qui a survécu se rétablit bien plus rapidement que celui qui a présenté le type grave subcontinu.

Ce sont là les seules formes qui méritent le nom de pernicieuses.

La perniciosité doit entraîner avec elle l'idée d'un accident anormal, insidieux, d'invasion soudaine, surajouté au type morbide dans lequel il survient, immédiatement menaçant pour la vie, quelle qu'en soit, d'ailleurs, l'apparence symptomatique, pourvu qu'il soit sous la dépendance pathologique de l'impaludisme.

Il n'y a donc pas de fièvre pernicieuse, mais bien des fièvres dans lesquelles il survient des accidents pernicieux.

D'autre part, l'accident brusque et soudain pour constituer l'accès pernicieux doit comporter en lui-même un danger prochain.

Les accès larvés, qui sont de l'impaludisme anormal, n'offrant aucun danger imminent, n'ont aucun rapport avec la perniciosité. De même, les fièvres proportionnées de Torti, où l'impaludisme est combiné avec d'autres maladies, telles que la pneumonie, la dothiénentérie, la dysenterie, sont hors de cause ici.

Maintenant que nous avons bien nette et précise l'idée de la perniciosité paludéenne, nous allons voir rapidement s'il est possible de classer les accès pernicieux.

Nous ne pouvons passer sous silence la classification célèbre de Torti. Il divisait les fièvres pernicieuses en *solitaires* et *comitées*.

La pernicieuse était dite solitaire quand sa gravité résultait de la continuité ou de l'acuité des symptômes ordinaires. Comitée lorsque la gravité résultait de la prédominance d'un symptôme ou de l'adjonction de phénomènes anormaux. Alibert, en 1804, décrit jusqu'à vingt espèces de fièvres pernicieuses.

Maillot rejette les classifications d'Alibert et de Torti. Pour lui, les phénomènes constituant les fièvres intermittentes pernicieuses ne peuvent être rapportés qu'à la lésion de l'apareil cérébro-spinal ou des organes abdominaux, ou des viscères contenus dans la cavité thoracique, et c'est sur cette triple base que doit être fondée la classification de ces maladies.

Avec Laveran, on admet qu'il n'y a pas de fièvres pernicieuses formant des espèces cliniques et ayant, pour ainsi dire, une existence à part, une entité morbide.

Toute classification est incomplète. Le terrain est tout dans l'accès pernicieux, et la théorie des prédispositions individuelles et des *loci minoris resistentiæ* est ici, plus qu'ailleurs, parfaitement applicable.

L'accès pernicieux révèle le point faible de l'organisme.

Quoiqu'il n'y ait pas de classification des accès pernicieux, il faut néanmoins citer les symptômes prédominants dans le plus grand nombre des cas: il existe des formes délirante, comateuse, algide, diaphorétique, bilieuse, cholérique, typhoïde. Ce sont là les plus importantes.

Ne nous occupant que des formes comateuse et délirante, qui font le sujet de nos observations, nous allons les étudier dans le chapitre qui suit.

CHAPITRE II

SYMPTOMATOLOGIE
ET DIAGNOSTIC DIFFÉRENTIEL

Les formes délirante et comateuse sont les plus fré-
quentes dans la perniciosité paludéenne en Algérie.

Dans l'accès délirant, les choses se passent générale-
ment de la façon suivante: un malade qui a déjà eu plusieurs accès est pris d'un nouvel accès. Le malade
éprouve une céphalalgie très vive, la peau est brûlante,
la température monte à 40 ou 41 degrés. Le malade se
fait remarquer par son agitation et sa loquacité: son
délire est ordinairement très bruyant. Le délire peut
affecter différentes formes. Si l'on n'intervient pas éner-
giquement, le malade tombe dans le coma.

L'accès comateux peut donc être secondaire. Il est,
d'ailleurs, l'aboutissant de toutes les formes pernicieuses
non traitées.

L'accès comateux peut survenir de deux manières
différentes: tantôt brusquement, comme une attaque
d'apoplexie (accès pernicieux apoplectique de certains
auteurs), soit pendant la veille, soit pendant le sommeil;
tantôt progressivement, comme une complication d'un
accès intermittent simple déjà commencé. Rappelons
que les symptômes principaux du coma sont:

1° La perte de la sensibilité;

2° La perte de la motilité;

3° La perte de la conscience.

La respiration et la circulation seules se font d'une façon automatique. Les pupilles ne réagissent plus à la lumière.

Le coma peut être plus ou moins profond. La recherche du réflexe rotulien, que signale Le Dantec, paraît donner des indications précieuses sur la gravité du cas En effet, dès qu'on voit reparaître le réflexe rotulien, on peut prévoir, dit Le Dantec, la fin de l'accès comateux. On a donc là un signe qu'il ne faut pas négliger dans le cas de fièvre pernicieuse.

La durée de l'accès comateux peut varier de quelques heures à quelques jours.

Mais ce coma, ce délire, se retrouvent dans l'urémie, dans la méningite, dans l'insolation, dans l'alcoolisme. Certes, seulement chacun de ces états comporte un cortège de symptômes différents sur lesquels nous ne saurions insister ici, car il y a dans l'accès pernicieux des signes qui sont le propre de l'infection paludéenne et qui permettent d'affirmer le diagnostic, non toujours, il est vrai, mais le plus fréquemment.

Ces caractères, nettement établis par Laveran, sont fournis:

1° Par la provenance et par les antécédents morbides des malades;

2° Par la saison dans laquelle les accidents se produisent;

3° Par l'état fébrile;

4° Par l'augmentation de volume de la rate;

5° Enfin et surtout par l'examen histologique du sang.

Les accès pernicieux ne s'observent guère que chez les malades ayant eu antérieurement quelques accès de fièvre intermittente: la connaissance des antécédents morbides présente donc, comme le dit Laveran, une grande importance. Mais il faut savoir que la fièvre continue palustre de première invasion, par exemple, se complique assez souvent d'accès délirant ou comateux ou d'un état typhoïde très marqué.

Les malades atteints de fièvres palustres graves viennent souvent de localités particulièrement insalubres, dont le médecin qui exerce en pays palustre apprend vite à se défier. Les accès pernicieux, en Algérie, sont observés durant la période endémo-épidémique, pendant les mois d'août, de septembre et d'octobre.

Dans tous les cas d'accès pernicieux, il y a de la fièvre. La température, presque toujours, dépasse 39 degrés et atteint souvent 41 degrés. Dans les accès pernicieux algides eux-mêmes, la période de collapsus est précédée d'un stade fébrile, pendant lequel la température s'élève souvent assez haut (Laveran).

L'hypersplénie est aussi un caractère constant d'accès pernicieux.

Mais le signe le plus précieux, le seul qui soit véritablement pathognomonique, est fourni par l'examen du sang: on note la présence des éléments parasitaires caractéristiques du paludisme.

Malheureusement, Treille et Legrain, après avoir été adeptes de la doctrine hématozoairiste, n'admettent plus aujourd'hui l'existence de ces parasites.

Il nous paraît intéressant de rapporter brièvement ici

les principaux griefs du Dr Legrain contre l'hématozoaire de Laveran *(Elude sur les fièvres des pays chauds,* p. 166, 167, 168).

1° « Comment se fait-il que la quinine qui, théoriquement, tue l'hématozoaire, peut le laisser vivre sous la forme la plus parfaite, et comment se fait-il que cette forme parfaite existe parfois au cours des apyrexies? (obs. XIII, XV, XVI, etc., de Laveran.)

2° « Que dire de ce parasite du paludisme, dont la forme parfaite se trouve, tantôt au milieu d'un accès, tantôt au cours d'une apyrexie, et qui peut manquer totalement dans les formes les plus graves et les plus nettes du paludisme (Bacelli, Feletti, Golgi).

3° « Enfin, M. Laveran lui-même, M. Soulié (de l'Institut Pasteur d'Alger) trouvent les hématozoaires sous leurs formes les plus parfaites indifféremment chez des gens apyrétiques ou à températures hyperthermiques, *malgré des doses énormes de quinine répétées.* »

Telles sont les principales attaques contre l'hématozoaire. Recherchant alors ce qu'il appelle la *physiologie pathologique de la découverte de l'hématozoaire,* M. Legrain déclare:

« M. Laveran, au début de ses recherches, a dû faire, *comme il a fait depuis,* examiner le sang des cachexies diverses, des rémittences, des hépatosplénomégalies, des fièvres irrégulières, puisque, pour lui comme pour ses devanciers, *tout était du paludisme:* les infestions intestinales, les hépatosplénomégalies toxiques d'origine in testinale, la fièvre méditerranéenne, etc., n'ayant pas encore droit de cité, bien que nettement indiquées dans les livres hippocratiques.

« Des formes microscopiques variées, se trouvant dans le sang de ces cas divers, ont été forcément regardées comme les phases d'un même parasite, *puisque tous les cas étaient des expressions d'une même affection: le paludisme.* Et, dès lors, tous les malades dans le sang desquels s'est trouvée quelqu'une de ces formes devinrent des paludéens.....

« M. Legrain déclare avoir ensemencé directement des tubes de bouillon ou de gélose avec du sang des malades atteints de fièvre intermittente parfaite à quinine (quotidienne, tierce ou quarte) et n'avoir obtenu aucune culture, que le sang soit pris avant, pendant ou après l'accès.

« J'ai, dit-il, après beaucoup d'autres, répété ces expériences pendant plusieurs années avec un insuccès constant.

« Mais, en 1898, au cours de saison des fièvres intermittentes, j'ai étudié le sang des fiévreux en me servant de la méthode des sacs de collodion. J'ai isolé du sang *un microorganisme spécial, un microcoque se présentant sous la forme de diplocoque.*

« L'injection intra-veineuse du contenu d'un sac à des individus sains a donné deux fois un accès de fièvre, le sixième jour après l'injection, accès d'ailleurs unique. »

Comme on le voit, avec Legrain, l'hématozoaire disparaît absolument de la scène. Pour lui, *l'hématozoaire n'est qu'une transformation des hématies.*

« Au cours de nombreuses maladies fébriles, tuberculose, colibacillose, leucémie aiguë, au cours des anémies graves, etc., on trouve, intracellulaires ou libres dans le sérum, des masses protoplasmiques qu'il est totalement impossible, dit Legrain, sur les préparations fraîches, de différencier des formes décrites par Laveran. Dans les anémies graves surtout, on peut ne pas trouver un globule rouge sain. »

Et, plus loin, nous trouvons:

« L'èxistence du pigment mélanique dans le sang n'est nullement caractéristique de la fièvre intermittente. On le trouve dans des affections bien différentes, intoxications, infections variées. C'est ainsi que, dans les cirrhoses pigmentaires, le pigment mélanique peut se trouver dans le sang; et les recherches les plus récentes ne permettent d'établir aucune différence entre les *foies pigmentaires* et les cirrhoses pigmentaires dites paludéennes de Kelsch et Kiener. »

L'hématozoaire ainsi anéanti, Legrain anéantit de même les accès pernicieux.

« *Les formes pernicieuses de la malaria, dont on se fait un épouvantail*, dit-il, *ne m'inquiètent guère*. Il y a bien longtemps que je n'en vois plus au cours de la fièvre intermittente. *La fièvre à quinine est une maladie bénigne*, se jugulant seule, sans jamais *aboutir à ur accès mortel*. On en est maître au jour que l'on veut. pour un laps de temps minimum déterminé, avec une seule dose appropriée de quinine, convenablement administrée.

« L'accès pernicieux comateux est un diagnostic fréquemment porté en Algérie. J'en ai moi-même abusé. comme tant d'autres. Et pourtant, il faut toujours revenir à ce fait: *une fièvre intermittente parfaite à sulfate de quinine non traitée n'aboutit pas à la perniciosité.* »

« On trouve bien indiqué dans les auteurs, continue

Legrain, que le diagnostic d'un état comateux dans les
pays chauds doit se faire entre le coup de chaleur, l'urémie, etc..., et la malaria. Mais tel est l'empire des doctrines du tout-au-paludisme sur la génération actuelle.
qu'on commence toujours, dans ce cas, par faire des
injections de quinine. Deux choses peuvent se produire:
l'individu meurt; alors on conclut que la quinine a été
administrée trop tard; ou il en réchappe, et alors la quinine l'a sauvé. Si, par hasard, on se décide à faire l'examen des urines, on met l'albumine qu'elle peut contenir
sur le compte du rein palustre. La pratique est simple,
mais elle fait réellement trop bon marché de la pathologie générale des organes d'excrétion dans les pays
chauds, *où le rein et le foie sont d'une exquise sensibilité.* »

« La conclusion à retenir de tous ces faits, dit en ter-
minant M. Legrain, *c'est qu'en dehors des pyrexies*, on
meurt fréquemment par le foie et plus fréquemment encore par le rein dans les pays chauds. »

Les accidents pernicieux palustres ont donc, on le
voit, auprès de Treille et Legrain, le sort de l'hématozoaire de Laveran.

Nous allons maintenant exposer nos observations, et
nous verrons ensuite *si l'insuffisance hépatique ne peut
parfois faire son lit à la perniciosité paludéenne.*

CHAPITRE III

OBSERVATIONS

OBSERVATION I (personnelle).

Accès pernicieux délirant, puis comateux.— Insuffisance hépatique.

Le nommé R..., Jean, âgé de trente et un ans, de nationalité française, entre à l'hôpital civil de Mustapha, le 7 août 1901, à 10 heures du matin. Il occupe le n° 19 de la salle Pasteur, service de M. le Dr Trabut.

R... nous dit avoir eu sa première atteinte de paludisme il y a quatre ans, à Maison-Carrée. Depuis, tous les étés, il n'a pas échappé aux fièvres. Mais il prend de lui-même de la quinine, pouvant ainsi continuer à travailler. Cette année, étant à Baba-Ali, les fièvres l'ont repris, mais les accès n'étant pas très forts, *il les a laissé évoluer.* Depuis deux jours, la fièvre a augmenté. R... a dû quitter son travail, revenir à Alger, et là, se trouvant très fatigué, il entre à l'hôpital.

Ethylisme avoué (2 litres de vin en moyenne par jour). Tremblement manifeste, cauchemars nocturnes. Le foie est gros et douloureux. La rate déborde de 2 travers de doigts les fausses côtes. Aux poumons, rien d'anormal.

Souffle anémique au cœur et dans les vaisseaux. Le malade est profondément cachectisé, amaigri. Il présente du subictère.

Les urines ne contiennent ni sucre ni albumine, mais *de l'urobiline*.

Température axillaire, 37°8.

Le sang examiné microscopiquement, frais, puis avec coloration au bleu de méthylène, renferme des corps sphériques de Laveran.

Le malade est mis au régime lacté. Il lui est prescrit 1 gramme de bichlorhydrate de quinine en solution et 50 centigrammes six heures après la première prise.

Le soir, à 4 heures, violent accès de fièvre.

Température axillaire, 40°1.

Le malade a un délire bruyant pendant trois à quatre heures. Le lendemain, 8 août, R... est trouvé dans le coma.

Température axillaire, 38°4.

Les membres sont en complète résolution. La sensibilité persiste, mais très obtuse. Réflexes rotuliens abolis (Le Dantec). Pupilles en myosis. Besoins involontaires. Pouls petit, à 80 par minute.

Pensant naturellement à un accès pernicieux, nous faisons au malade, sur les conseils de M. le professeur Trabut, une injection hypodermique de 150 centimètres cubes de sérum artificiel quininé (soit 1 gr. 5 de bichlorhydrate de quinine en solution saline physiologique). Injection de 2 centimètres cubes d'éther. Potion d'acétate d'ammoniaque de 5 grammes.

Le soir, température axillaire, 37°9. Malade dans le même état.

Le lendemain matin, R... a repris connaissance. Il est encore quelque peu étonné, mais répond assez bien à toutes nos questions. Température axillaire, 37°1. Nous faisons au malade une seconde injection de 150 centimètres cubes de sérum artificiel quininé.

Le 10, troisième injection de 100 centimètres cubes.

Du 10 au 11, le malade urine en vingt-quatre heures 2 litres environ.

L'analyse donne les résultats suivants:

Densité, 1019.

Ni sucre, ni albumine.

Urée, 11 grammes par litre (de 20 à 22 grammes en vingt-quatre heures).

Urobiline en quantité notable.

Le 11, nous faisons au malade une première injection hypodermique de bleu de méthylène de 5 centigrammes.

Début de l'élimination une heure et demie après.

Deux maxima d'élimination vers la cinquième et vers la huitième heure.

Intermittence très nette pour le bleu entre la huitième et la onzième heure.

L'élimination continue, à peu près cyclique, si ce n'est encore quelques variations difficiles à apprécier dans l'intensité de la coloration.

Le malade sort le 20 août, sans avoir présenté d'autre accès de fièvre.

Avant sa sortie, une analyse d'urines est faite: la quantité d'urée en vingt-quatre heures est de 15 grammes. On note encore la présence d'urobiline.

Seconde entrée de R..., salle Pasteur, le 9 septembre. Les fièvres l'ont repris depuis quatre jours. R... fait une série quinique de 1 gramme de bichlorhydrate pendant trois jours.

Le 13, nous faisons au malade une seconde épreuve au bleu de méthylène.

Début de l'élimination une heure après.

Une intermittence de la dixième à la douzième heure.

Le 15 au soir, R... a un accès de fièvre de 39°5. Délire bruyant. L'interne de garde appelé fait une injection hypodermique de 1 gr. 5 de bichlorhydrate de quinine. Le lendemain, tout est rentré dans l'ordre.

R... sort le 22 septembre. Avant son départ, nous avons à nouveau constaté l'urobiline dans les urines.

OBSERVATION II (personnelle).

Accès pernicieux comateux. — Insuffisance hépatique.

Le nommé Joachim A..., âgé de trente-deux ans, espagnol, est transporté à l'hôpital civil de Mustapha, le 10 août 1901, à 2 heures de l'après-midi.

Etant de garde, nous recevons le malade et le plaçons dans le service de M. le Dr Trabut, au n° 42 de la salle Pasteur.

A... est dans le coma. Réflexes rotuliens abolis.

Température axillaire, 39°9.

Les camarades qui accompagnent le malade nous disent que J... a les fièvres depuis un mois environ, à Baba-Ali, où il travaille. Sur dix ouvriers occupés dans le même chantier, sept sont déjà à l'hôpital. J... prenait de la quinine de temps à autre, continuant à travailler.

Ce matin, au réveil, il a été trouvé sans connaissance.

Après une prise de sang, positive pour l'examen de l'hématozoaire, nous faisons au malade une injection hypodermique de sérum quininé (1 gr. 5 de bichlorhydrate de quinine). Injections d'éther.

Le cathétérisme nous a permis de recueillir une petite quantité d'urine: ni sucre ni albumine. Mais présence d'urobiline.

Le soir, à 5 heures, température axillaire, 37°6. Même état comateux.

Le 11, au matin, état identique. Température axillaire, 38°7.

Seconde injection de 150 centimètres cubes de sérum quininé. Lavement purgatif. Injections d'éther.

Le soir, cessation du coma. Mais le malade répond difficilement. Température axillaire, 37°4.

Le lendemain matin, à la visite, J... a toute sa connaissance. Température axillaire, 36°4. Une troisième injection de sérum quininé (100 cc.) lui est faite. Dans la journée, rien à signaler.

.Du 13 au 14, le malade a une véritable débâcle urinaire: 2 litres et demi.

L'analyse donne: densité, 1022.

Ni sucré, ni albumine.

Urée, 9 grammes par litre.

Présence d'urobiline.

Le 14, première injection de bleu de méthylène.

Début de l'élimination, deux heures après.

Une seule intermittence, de la dix-septième à la vingtième heure.

A partir du 12, le malade n'a plus eu de fièvre.

Le 20 septembre, l'urine examinée ne renferme plus d'urobiline.

Une deuxième épreuve au bleu de méthylène est faite le 2 octobre. L'élimination débute une demi-heure après l'injection. Aucune intermittence.

OBSERVATION III (personnelle).

Accès pernicieux comateux. — Insuffisance hépatique.

R..., Antoinette, âgée de vingt-trois ans, est transportée à l'hôpital de Mustapha, le 13 septembre 1901, à 11 heures du matin.

De garde, nous plaçons la malade dans le service de M. le Dr Caussidon, au n° 35 de la salle Bouillaud.

R... accompagne sa femme, ainsi que sa petite fille de cinq ans, atteinte aussi de paludisme.

Il nous raconte qu'ils sont arrivés en Algérie il y a six ans. L'été même de leur arrivée, ils ont contracté les fièvres aux environs de Constantine et ont dû se faire hospitaliser. Cette année, se trouvant à Aumale, la fièvre a reparu. La petite fille, indemne jusque-là, a été atteinte. N'ayant que de minimes ressources pour se soigner à Aumale, ils sont rentrés à Alger il y a cinq jours.

R... a pu se remettre au travail, mais sa femme et sa fillette ont continué leurs accès quotidiens.

Ce matin, au réveil, R... a trouvé sa femme sans connaissance.

A son entrée, la malade est dans le coma: résolution musculaire complète, sensibilité tout à fait disparue.

Réflexes rotuliens abolis. Pouls petit et rapide: 94 pulsations à la minute.

Température axillaire, 39°5.

L'examen du sang est positif (corps sphériques).

Les urines, examinées après cathétérisme, ne contiennent pas de sucre, mais des traces d'albumine et de l'urobiline.

Nous faisons à la malade une injection hypodermique de 200 centimètres cubes de sérum quininé. Injections d'éther.

Vers six heures du soir, température axillaire, 39 degrés.

Le lendemain matin, le coma persiste.

Le pouls bat plus amplement. Température, 38°1.

Grâce à la bienveillance de M. le Dr Caussidon, nous obtenons de pouvoir suivre la malade. Une seconde injection de sérum quininé de 150 centimètres cubes est faite. Lavement purgatif. Le soir, température axillaire, 36°8.

La malade, jusque-là inerte, commence à remuer et demande à boire.

Le lendemain, à la visite, nous la trouvons assise sur son lit, tout étonnée de se réveiller dans une salle d'hôpital.

Température, 36°2.

Il lui est fait une dernière injection de sérum quininé de 50 centimètres cubes.

Du 15 au 16, la malade urine 2 lit. 900. L'analyse donne:

Densité, 1017.

Pas de sucre. Albumine, 1 gramme.

Urée, 6 grammes par litre (19 grammes en vingt-quatre heures).

Présence d'urobiline.

Le 17, épreuve par le bleu de méthylène.

Début de l'élimination, une heure et demie après.

Une intermittence de la septième à la neuvième heure.

Seconde intermittence de la quinzième à la dix-huitième heure.

La malade sort le 13 octobre, refusant une seconde épreuve par le bleu de méthylène. A sa sortie, l'analyse des urines donne:

13 grammes d'urée en vingt-quatre heures.

Présence d'urobiline.

OBSERVATION IV (personnelle)

Accès pernicieux délirant, puis comateux.
— Insuffisance hépatique.

J.- Baptiste G..., Français, entre à l'hôpital le 10 octobre, à 6 heures du soir. Il occupe le n° 17 de la salle Pasteur.

G... est sorti, il y a cinq jours, de l'hôpital où il était en traitement, salle Broussais. Il était dans cette salle depuis le 20 septembre. C'est un ancien paludéen; il y a huit ans qu'il traîne ses fièvres contractées en Tunisie. Cette année, les fièvres l'ont repris du côté de Bône, au mois d'août. En septembre, il se trouve à Boufarik, où il est occupé dans une ferme. Un soir, il a un violent accès de fièvre! Il présente un délire inquiétant. On le transporte à l'hôpital. A son arrivée, l'interne de garde le trouve dans le coma.

Température axillaire, 40°3.

Il lui est fait une injection de 1 gr. 50 de bichlorhydrate de quinine.

Le lendemain, à la visite, le malade a repris connaissance. Température axillaire, 37°4.

Seconde injection de 1 gr. 50 de bichlorhydrate de quinine.

Le malade sort le 5 octobre, sans avoir présenté d'autre accès de fièvre.

Telle est l'histoire de G... à son premier séjour à l'hôpital.

Lorsqu'il revint à l'hôpital, le 10 octobre, G... n'a pas de fièvre. Mais le lendemain matin, au réveil, on le trouve dans le coma. Température axillaire, 39°8.

L'examen microscopique du sang est positif.

Dans les urines obtenues par cathétérisme, nous notons la présence d'urobiline. Ni sucre, ni albumine.

Réflexes rotuliens conservés.

Nous faisons au malade une première injection hypodermique de 150 centimètres cubes de sérum quininé.

Vers 4 heures de l'après-midi, le malade sort de son coma. Température axillaire, 37°1.

Le lendemain à la visite, le malade est encore quelque peu anéanti. Température axillaire, 36°4. Seconde injection quininée de 100 centimètres cubes.

Du 13 au 14 octobre, émission de 2 litres 700 d'urines. Densité, 1020.

Ni sucre, ni albumine.

Urée, 25 grammes dans les vingt-quatre heures.

thylène, doivent être mis au régime lacté complet, de façon à éviter toute influence d'origine alimentaire ou digestive.

De plus, il faut rechercher la réaction des urines (acide ou alcaline), car MM. Linossier et Barjeon prétendent que les périodes d'intermittence correspondent à des urines alcalines.

Employant les méthodes que nous venons d'indiquer, nous avons obtenu les résultats suivants dans nos quatre observations, touchant le fonctionnement du foie.

Première observation.

Ni sucre, ni albumine.

Urobilinurie permanente.

Après l'accès pernicieux, élimination de 22 grammes d'urée en vingt-quatre heures, le malade étant au régime lacté complet.

Plus tard, le malade étant au régime ordinaire, la quantité d'urée excrétée est tombée à 15 grammes en vingt-quatre heures.

La première épreuve par le bleu de méthylène donne :

Début de l'élimination, une heure et demie après.

Une intermittence très nette entre la huitième et la onzième heure.

L'élimination continue à peu près cyclique.

Deuxième épreuve par le bleu de méthylène.

Début de l'élimination, une heure après.

Une intermittence de la dixième à la douzième heure.

Deuxième observation.

Ni sucre, ni albumine.

Urobilinurie transitoire.

Après l'accès, excrétion de 27 grammes d'urée en vingt-quatre heures.

Première épreuve par le bleu de méthylène :

Début de l'élimination, deux heures après.

Une seule intermittence de la dix-septième à la vingtième heure.

Un mois plus tard, plus d'urobilinurie.

Une seconde épreuve par le bleu de méthylène ne donne pas d'intermittence dans l'élimination urinaire.

Troisième observation.

Pas de sucre. Traces d'albumine.

Urobilinurie permanente.

Après l'accès :

Albumine, 1 gramme par litre.

Urée, 19 grammes en vingt-quatre heures.

Quelques jours plus tard, le malade étant au régime ordinaire, l'urée excrétée en vingt-quatre heures est de 13 grammes.

Première épreuve par le bleu de méthylène:

Début de l'élimination, une heure et demie après.

Première intermittence, de la septième à la neuvième heure.

Deuxième intermittence, de la quinzième à la dix-huitième heure.

Une seconde injection de bleu est refusée par la malade avant son départ de l'hôpital.

Quatrième observation.

Ni sucre, ni albumine.

2° Par la saison dans laquelle les accidents se sont produits;

3° Par l'état fébrile;

4° Par l'augmentation du volume de la rate;

5° Enfin par l'exámen histologique du sang *(hématozoaires)*.

Nous nous croyons donc autorisé à présenter les malades comme ayant été atteints, tous quatre, d'accidents pernicieux d'origine palustre.

D'autre part, dans chaque observation, nous avons signalé l'insuffisance hépatique, que l'on ne saurait invoquer comme cause de coma (l'hyperthermie seule écartant ce diagnostic), et qui pourtant a son importance dans l'explication de ce coma.

Depuis ces dernières années, l'insuffisance hépatique est entrée dans le domaine de la clinique.

M. le professeur Chauffard, notamment, a établi que la défaillance du foie est relevée par :

Le taux de l'uréogénie (hypoazoturie);

Le taux du pouvoir glycogénique du foie;

L'intermittence d'élimination urinaire du bleu de méthylène.

Par des troubles dans la fonction biligénique :

Apparition de pigments modifiés, urobilinurie;

Rétention de pigment normal (ictère);

Acholie pigmentaire.

Tous ces éléments du syndrome de l'insuffisance hépatique ne sont pas du reste constamment présents. A côté des formes complètes de l'insuffisance de foie, il y a des formes dissociées et c'est là une donnée importante au point de vue du pronostic.

Dans nos observations, nous nous sommes limité ; nous avons négligé la glycosurie alimentaire qui comporte plusieurs causes d'erreurs.

Nous avons recherché :

1° L'hypoazoturie qui constitue un des grands signes de la défaillance du foie;

2° L'urobilinurie. L'urobiline, pigment urinaire pathologique, se décèle dans l'urine ou dans le sérum par l'examen spectroscopique. On constate une bande d'absorption située entre les raies B et F et apparente aussi bien en solution acide qu'en solution alcaline. L'urobilinurie est d'autant plus significative, comme signe d'insuffisance hépatique, qu'elle se montre, comme un phénomène constant, uniforme, indépendant de toute cause pathologique de déglobulisation active.

3° L'*intermittence d'élimination urinaire du bleu de méthylène.*

Cette intermittence d'élimination est considérée par Chauffard comme un des meilleurs signes de l'insuffisance du foie.

On sait que la technique est la même que pour la recherche de la perméabilité rénale.

Les urines doivent être recueillies fractionnément, à intervalles très rapprochés, jusqu'à disparition définitive du bleu.

Les intermittences d'élimination sont d'autant plus précoces et nombreuses pour un cas donné, que le fonctionnement de la cellule hépatique est plus gravement compromis. Avec la guérison, les intermittences du bleu, deviennent plus rares et plus tardives.

Les malades, chez qui on fait l'épreuve du bleu de mé-

Présence d'urobiline.

Le 14 octobre, injection hypodermique de bleu de méthylène.

Début de l'élimination, trois heures après.

Première intermittence de la septième à la onzième heure.

Seconde intermittence de la quatorzième à la dix-septième heure.

Le 27 octobre, une seconde analyse d'urines donne :

Urée, 17 grammes dans les vingt-quatre heures.

Présence d'urobiline.

Une seconde injection de bleu de méthylène est faite le 28 octobre.

Début de l'élimination, deux heures après.

Intermittence entre la onzième et la quinzième heure.

Seconde intermittence entre la vingtième et la vingt-deuxième heure.

Le malade sort le 30 octobre, sans avoir présenté aucun autre accès de fièvre.

CHAPITRE IV

DISCUSSION DES OBSERVATIONS

Il nous faut maintenant examiner si les accidents graves présentés par nos quatre malades sont bien des accès pernicieux d'origine palustre.

Nous examinerons ensuite les rapports que peuvent présenter la perniciosité paludéenne et l'insuffisance hépatique, observées dans les quatre cas relatés plus haut.

Tout d'abord, se rapportant à la définition de M. le professeur Bard, on voit que, dans chaque observation, la gravité de l'affection est bien due *à un accident anormal, insidieux, d'invasion soudaine, surajouté au type morbide dans lequel il survient, immédiatement menaçant pour la vie.* Chaque fois, en effet, le coma est survenu brusquement, sans prodromes cliniquement appréciables. Mais ce coma est-il bien sous la dépendance pathologique de l'impaludisme ?

Dans les quatre observations, on trouve les caractères essentiels établis par Laveran et que nous avons reproduits dans notre chapitre II.

Ces caractères sont fournis :

1° Par la provenance et par les antécédents morbides des malades;

Urobilinurie permanente.

Après l'accès, l'excrétion de l'urée en vingt-quatre heures est de 25 grammes.

Une nouvelle analyse, quelques jours plus tard, le malade, étant au régime ordinaire, donne 17 grammes d'urée en vingt-quatre heures.

Première épreuve par le bleu de méthylène :

Début de l'élimination, trois heures après.

Première intermittence, de la septième à la onzième heure.

Deuxième intermittence, de la quatorzième à la dix-septième heure.

Deuxième épreuve avant le départ du malade :

Début de l'élimination, deux heures après .

Intermittence entre la onzième et la quinzième heure.

Deuxième intermittence entre la vingtième et la vingt-deuxième heure.

Des résultats que nous avons obtenus, il découle que, des quatre malades, trois étaient des insuffisants hépatiques permanents (hypoazoturie, urobilinurie permanente, glaucurie intermittente). Un seul (obs. 11) a présenté une insuffisance hépatique transitoire.

Mais dans nos observations, deux renseignements cliniques importants font défaut. Tout d'abord, l'excrétion de l'urée pendant l'accès pernicieux; or, il est à signaler que, pendant leur coma, les malades n'urinaient presque pas et d'ailleurs les besoins étaient involontaires; par le cathétérisme, nous n'avons pu recueillir une quantité d'urines suffisante pour une analyse complète.

En second lieu, nous ne nous sommes pas occupé de l'étude de la toxicité urinaire. Mais, à ce point de vue, nous ne pouvons mieux faire que de nous rapporter aux travaux de MM. Roque et Lemoine.

En 1890, MM. Roque et Lemoine ont recherché la toxicité urinaire dans l'impaludisme.

Ils sont arrivés aux conclusions suivantes :

1° Chaque accès paludéen s'accompagne d'une production énorme de produits toxiques;

2° La fin de l'accès se juge par l'élimination de ces produits par les urines, sous forme de décharges urinaires durant de douze à dix-huit ou vingt-quatre heures, en s'atténuant graduellement;

3° L'étude des accès traités par le sulfate de quinine montre en outre que ce médicament agit en favorisant et en augmentant l'élimination des toxines après l'accès.

« Ces conclusions, disent MM. Roque et Lemoine, permettent de prévoir quelle devra être l'importance du bon fonctionnement du rein sur la marche des accès paludéens. Pour qu'un accès prenne réellement fin, il faut qu'après lui, l'élimination des produits toxiques puisse se faire.

« Du fait même de l'accès, le sang est surchargé de produits toxiques; pour que, l'accès fini, la santé redevienne bonne dans la période d'apyrexie, il faut que cette surcharge toxique du sang cesse, il faut que les poisons accumulés dans le torrent circulatoire s'éliminent, et le rein étant l'émonctoire par où se fait cette opération, il faut que son fonctionnement soit parfait pour qu'il puisse suffire à ce surcroît de travail.

« Souvent, on le sait, les accès paludéens au lieu d'aller en s'atténuant, prennent de jour en jour un caractère de gravité plus grande, *un cachet de perniciosité.* Ces accès

BIBLIOGRAPHIE

Torti, Les fièvres pernicieuses, 1712.

Bailly, Traité anatomo-pathologique des fièvres intermittentes simples et pernicieuses, 1825.

Maillot, Traité des fièvres ou irritations cérébro-spinales intermittentes du nord de l'Afrique, 1836.

— Recherches sur les fièvres intermittentes du nord de l'Afrique, 1837.

Boudin, Traité des fièvres intermittentes, 1842.

— Traité des fièvres intermittentes, rémittentes et continues des pays chauds et des contrées marécageuses, 1843.

Colin, Traité des fièvres intermittentes, 1870.

Kelsch, Anatomie pathologique des maladies palustres, 1875.

Griesinger, Traité des maladies infectieuses, 1877.

Jaccoud, Traité de pathologie interne, 1883.

Bard, Thèse d'agrégation (Lyon, 1883).

Laveran, Traités du paludisme, 1884-1898.

— De l'hématozoaire, 1891.

Kersch et *Kiener*, Traité des maladies des pays chauds, 1888.

Pampoukio, Etude sur les fièvres pernicieuses de la Grèce, 1887.

Roque et *Lemoine*, Recherches sur la toxicité urinaire dans l'impaludisme (Revue de médecine, 1890).

Chauffard et *Castaigne*, Sur la valeur séméiologique de

l'épreuve par le bleu de méthylène chez les hépatiques (Société médicale des hôpitaux), Paris, 1898.

Linossier, et *Bayon*, Société de biologie (mars 1898).

Emile Legrain, Introduction à l'étude des fièvres des pays chauds, 1899.

Le Dantec, Précis de pathologie exotique, 1900.

J.-C. Crespin, Fièvre typhoïde dans les pays chauds, 1901.

premier accès pernicieux, la quinine put bien amener une décharge urinaire de toxines. Peut-être, si le foie avait fonctionné, le malade aurait-il supporté son deuxième accès, *mais le rein restant seul pour suffire à la dépuration*, fut insuffisant à sa tâche et le malade mourut.

Les travaux de MM. Roque et Lemoine viennent éclairer nettement les faits que nous rapportons.

Nos quatre malades étaient en état d'insuffisance hépatique. L'on sait la fréquence de la défaillance du foie dans les pays chauds : en Algérie, notamment, le Dr Crespin a décrit *la forme hépatique de la dothiénentérie*.

« Or, comme le dit le professeur Landouzy, ce sont les insuffisances organiques et fonctionnelles des malades qui font d'eux, les infectés de la veille, des auto-intoxiqués du lendemain. *Ces insuffisances font qu'un organisme, qui a vécu tant bien que mal avec certaines boiteries viscérales, se trouve pris au dépourvu, quand il lui faut se purger d'une toxi-infection intercurrente.* »

Il est donc tout naturel que la boiterie hépatique ait son importance dans la genèse des accidents pernicieux. Grâce à la quinine, la toxi-infection intercurrente, qui accablait l'organisme, est efficacement combattue et les malades se trouvent pour ainsi dire replacés dans l'état de défense antérieur à l'infection paludéenne suraiguë.

Seul, ce rôle si actif de la quinine, dont les docteurs Treille et Legrain reconnaissent l'efficacité dans la malaria, devrait suffire pour établir la part du paludisme dans les accidents pernicieux.

CONCLUSIONS

Le nombre de nos observations est trop restreint pour que nous puissions prétendre à des conclusions rigoureuses.

Néanmoins, nous croyons être en droit de déclarer que :

1° Malgré les docteurs Treille et Legrain (de Bougie), il existe des accidents pernicieux d'origine palustre, qui demandent une médication quinique énergique pour empêcher une issue fatale.

2° Ces accès pernicieux peuvent s'expliquer par une intoxication paludéenne suraiguë. Mais ils peuvent aussi être liés à une insuffisance fonctionnelle du foie ou du rein. La défaillance hépatique ou rénale, en mettant l'organisme en état de moindre défense, permet l'éclosion *des accidents pernicieux d'origine palustre.*

pernicieux, fréquents en France, en dehors de toute cause d'infection nouvelle, sont d'interprétation difficile et ne peuvent pas recevoir la même explication que les accès pernicieux éclatant d'emblée dans les pays à malaria. Dans ce dernier cas, on conçoit la production des phénomènes ; au lieu d'absorber une dose de microbes ou de germes morbides peu importante, simplement capable de provoquer l'accès paludéen commun, le malade, du fait de ses conditions de réceptivité, du fait de la virulence plus grande du contage, auquel il a été soumis, en a absorbé une dose plus considérable. Il y a eu une intoxication suraiguë. Ici, dans la genèse des accidents, tout est affaire de dose et peut se concevoir sans difficulté.

« Mais s'il s'agit d'un paludéen malade depuis des mois ou des années, ayant quitté le pays, où il a contracté la maladie, s'étant soustrait aux causes génératrices des accidents, vivant dans des contrées saines, comment expliquer le caractère d'intensité anormale, *le cachet de perniciosité* que les accidents vont brusquement revêtir chez lui ?

« A notre avis, le *caractère insolite de ces manifestations morbides est commandé par le mauvais fonctionnement du rein.* »

Et ces faits prévus théoriquement, après les expériences de MM. Roque et Lemoine, ont été vérifiés deux fois de suite à quelques jours d'intervalle. L'un de ces malades fit l'objet d'une clinique de M. le professeur Bondet. C'était un éthylique, brightique, ancien paludéen. Il est apporté à l'hôpital dans le coma avec hyperthermie (41 degrés). M. le professeur Bondet fait administrer la quinine. L'action éliminatoire du médicament s'exerçant, le rein reprit un regain d'activité fonctionnelle et les urines devinrent hypertoxiques pour vingt-quatre heures.

L'impaludisme ne se montra plus que six jours après, sous forme d'un accès atténué qui, grâce à la quinine toujours continuée, se jugea par une élimination immédiate de toxines.

Le second exemple rapporté par MM. Roque et Lemoine n'est pas moins probant.

Le malade était un brightique et un cirrhotique d'origine à la fois alcoolique et paludéenne. Subitement, il présente une dyspnée intense; il étouffait avec soixante-dix respirations à la minute et, à l'auscultation, aucun bruit anormal, pas de matité à la percussion. On songe à l'urémie et on s'apprête à saigner le malade, quand on prend sa température. Il avait 41°2.

On songe alors à un accès pernicieux à forme *dyspnéique* et on pratique de quatre en quatre heures des piqûres de 50 centigrammes de bromhydrate de quinine.

Dès la troisième piqûre, la dyspnée cesse, la température tombe; il y avait une crise polyurique abondante. Le coefficient urotoxique, dans les vingt-quatre heures qui suivirent, s'éleva à 0,800. Mais dès le lendemain, les mêmes accidents apparurent et malgré tous les efforts, en dépit de la quinine et de la saignée, le malade succomba.

A l'autopsie, on put constater l'intégrité du cœur et des poumons. La rate était énorme. Le foie présentait des lésions de l'hépatite nodulaire, le rein était le siège d'une congestion intense avec adhérence à la capsule et diminution de la substance corticale.

Il y avait à la fois arrêt du rein et du foie. Après le

TABLE

Lyon. — Imp. A. REY, 4, rue Gentil. — 31621

108